Dieta Cetogénica

Crockpot

Olla de Cocción Cetogénica

Aitana Flores

<u>TERMINOS & CONDICIONES</u>

Ninguna parte de este libro debe ser transmitida o reproducida en ninguna forma, incluyendo de manera electronica, impresa, escaneada, fotocopiada, grabada o mecanica sin un permiso escrito previo por el autor. Toda la información, ideas y lineamientos son unicamente para propositos educacionales. El escritor ha tratado de asegurar la mayor exactitud posible del contenido proporcionado en este libro, se le aconseja a todos los lectores seguir las siguientes instrucciones bajo su propia responsabilidad. El autor no es responsable por cualquier daño fortuito, personal o incluso comercial causado por la mal interpretacion de la informacion facilitada en este libro. Se invita a los lectores a buscar ayuda profesional cuando la necesiten.

INDICE

Capítulo 1

Todas las recetas son únicas y deliciosas, todas son muy fáciles de hacer y los ingredientes son fáciles de encontrar en tu mercado local. Este libro pondrá fin a tu rutina anterior e insatisfactoria, que era una carga para ti y para todos los que te rodean.

Ideal para cocinar cortes de carne asequibles a la perfección e ingredientes alimenticios completos para una nutrición máxima, este libro de cocina ofrece una colección completa de recetas de dieta cetogénica especialmente diseñadas para tu olla de cocción lenta.

Sin necesidad de un tedioso conteo de calorías o restricciones innecesarias, la dieta cetogénica puede convertir tu cuerpo en la máquina óptima para quemar grasa, lo que te permite mejorar tu bienestar, perder peso y recibir energía de nuevo.

Una dieta cetogénica hace énfasis en un estilo de vida bajo en carbohidratos, alto en grasas y apropiadas proteínas. Al seguir una buena dieta cetogénica, tendremos muchos beneficios, a continuación, está un resumen de esos beneficios:

Pierdes peso rápidamente

Tendrás niveles estables de energía

Te volverás más inteligentes

Disfrutaras de mayor resistencia

Ya no sentirás más hambre

Mejoraran tus los indicadores en tus niveles de sangre

Reducirás o eliminaras tus medicamentos para la diabetes

Regularas tu presión sanguínea sin medicaciones

Eliminaras la resistencia a la insulina

Asombrosa Cazuela De Huevo Y Salchicha

Ingredientes:

- 1 - 2 dientes de ajo (picados)
- 1 taza de queso cheddar, desmenuzado, dividido
- Alrededor de ½ cucharadita de pimienta
- 8 huevos
- ½ cucharadita de sal
- 1cabeza mediana de broccoli (alrededor de ½) (picada)
- Alrededor de 3.5 cucharada de aceite de oliva, o más, para engrasar
- 1 paquete (10 onzas) de salchichas, cocidas y cortadas
- ¾ - 1 taza de crema batida

Instrucciones:

1. Antes que nada, por favor asegúrate que tienes todos los ingredientes disponibles. Engrasa bien la olla de cocción lenta con aceite de oliva.
2. Ahora coloca capas con la mitad del brócoli, la mitad de las salchichas, y

luego la mitad del queso en la olla de cocción lenta engrasa.

3. Repite las capas con el broccoli restante, las salchichas y el queso.

4. Este paso es importante. En un recipiente para mezclar, bate la crema batida, los huevos, los ajos, la sal y la pimienta hasta que esté bien mezclado.

5. Solo una cosa falta por hacer ahora. Luego vierte sobre capas de ingredientes en la olla de cocción lenta.

6. Finalmente cubre y cocina apropiadamente por alrededor de 4 a 5 horas en fuego lento o por 2 horas en fuego alto hasta que las orillas estén doradas y el centro este cocido. La deliciosa receta esta lista. ¡Disfruta!!

Tiempo de preparación: 20 minutos
Tiempo de Cocción: a fuego lento de 4 horas; a fuego alto por 2 horas
Olla de Cocción lenta: 6 Cuartos de Galón
Tamaño de Porción: 200 g
Porciones: 6

Información Nutricional:

Calorías: 445

Grasas totales: 35 g

Grasas saturadas: 12 g

Grasas trans: 0.1 g

Proteinas: 25 g

Carbohidratos totales: 4 g

Fibras dieteticas: 4.2 g

Azucares: 1 g

Carbohidratos netos: 3 g

Colesterol: 340 mg

Sodio: 850 mg

Potasio: 415 mg

Vitamina A: 15%

Vitamina C: 57%

Calcio: 14%

Hierro: 15%

Feliz Bisque De Langosta A Fuego Lento

Ingredientes:

- 30 oz. de caldo de pollo
- Alrededor de 1 cucharadita de paprika o pimentón
- 3 - 4 colas de langostas
- 1 cucharada de sazonador Old Bay. O puedes hacerlo con esta receta: (1 cucharadita de laurel molido, ¼ de cucharadita de jengibre molido, 1 cucharadita de mostaza seca, ¼ cucharadita de pimienta inglesa molida, ¼ cucharadita de cardamomo molido, 1 cucharadita de pimienta de cayena, 1 cucharadita de semilla de apio molida, ¼ cucharadita de canela molida, ¼ cucharadita de nuez moscada molida, 1 cucharadita de pimentón ahumado molido y 1 cucharadita de sal)
- 2 chalotas frescas o cebollines (Picadas)
- 1 cucharadita de eneldo seco
- 1/4 – 1/2 taza de perejil fresco (Cortado)

- Alrededor de 1.5 cucharaditas de pimienta negra recién molida
- 1 pinta de crema espesa
- 1 diente de ajo (Picado)
- 2 (14.5 oz.) latas de tomates picados, con jugo de la lata

Preparación:

1. Antes que nada, por favor asegúrate que tienes todos ingredientes disponibles. Cocina apropiadamente las chalotas y el ajo hasta que comiencen a ponerse traslucidas, o cocina en el microondas a fuego alto por alrededor de 5 minutos.
2. Ahora coloca la mezcla cocida en la olla de cocción lenta.
3. Agrega el caldo de pollo, las hierbas, y las especies a la olla de cocción lenta.
4. Con un cuchillo bien afilado, corta las piezas finales de las colas de langostas y agrégalas a la olla de cocción lenta también.
5. Luego mezclar bien las especies, luego

cubre y cocina apropiadamente a fuego lento por alrededor de 5 horas.

6. Este paso es importante. Saca las piezas de langosta de la olla de cocción lenta y retíralas.

7. Procesa la mezcla de la sopa ya sea con una licuadora de mano o en una licuadora regular.

8. Con la sopa licuada nuevamente en la olla de cocción lenta, agrega las colas de langosta.

9. Ahora cubre y cocina apropiadamente por alrededor de 45 minutos a fuego lento.

10. Ahora, por favor retira las colas de langosta de la sopa y dejalas enfriar un poco.

11. Solo una cosa falta por hacer ahora. Mientras que la langosta se enfria lo sufiente para manejarla, vierte la crema espesa en la sopa en la olla de coccion lenta.

12. Finalmente quita el caparazón de las colas de langostas, corta la carne en trozos pequeños y luego agrégalos a la sopa. ¡Esta lista para servir! La deliciosa

receta esta lista. ¡Disfruta!!

Porciones: 5

Poderosa Combinación De Huevos

Griegos

Ingredientes:

- Alrededor de 1 cucharadita de sal
- ½ - 1 taza de tomates deshidratados
- ½ taza de leche
- 1 cucharada de cebolla morada en polvo (se puede sustituir por cebolla morada fresca)
- 1 - 2 taza de espinaca
- ½ taza de queso feta
- Alrededor de 1.5 cucharaditas de ajo en polvo
- 1 cucharadita de pimienta negra (Molida)
- 1 taza de hongos baby bella (Rebanados)(se pueden sustituir por portobello)
- 3 - 4 cucharadas de aceite de oliva
- 10 - 12 huevos, batidos

Preparación:

1. Antes que nada, por favor asegúrate que tienes todos los ingredientes disponibles. Rápidamente engrasa el fondo de tu olla de cocción lenta con el aceite de oliva.

2. Ahora en un tazón para mezclar grande, agrega la sal, la leche, los huevos y la pimienta.

3. Agrega la cebolla morada y el polvo de ajo.

4. Este paso es importante. Revuelva para mezclar.

5. Luego agrega los tomates. Revuelve para combinar.

6. Luego agrega lostomates, la espinaca y los hongos.

7. Solo una cosa falta por hacer ahora. Revuelve para combinar.

8. Ahora vierte la mezcla en la olla de cocción lenta.

9. Finalmente cocina apropiadamente por alrededor de 4 a 5 horas en fuego lento. La receta deliciosa esta lista. ¡Disfruta!!

Tiempo de preparación: de 10 a 12

minutos

Tiempo de cocción: a fuego lento por alrededor de 4 a 5 horas

Olla de cocción lenta: 3 cuartos de galón

Tamaño de porción: 170 g

Porciones: de 6 a 7

Información Nutricional:

Calorías: 260

Grasas totales: 21 g

Grasas saturadas: 6.2 g

Grasas trans: 0 g

Proteínas: 14.2 g

Carbohidratos totales: 5 g

Fibras totales: 0.7 g

Azucares: 3.4 g

Carbohidratos netos: 4 g

Colesterol: 345 mg

Sodio: 470 mg

Potasio: 315 mg

Vitamina A: 30%

Vitamina C: 8%

Calcio: 14%

Hierro: 13%

Elegante Espinaca A La Crema Con Curry

Ingredientes:

- Alrededor de ½ taza de caldo de pollo
- 1 - 2 cucharada de curry en polvo
- 1/4 – 1/2 de taza de crema espesa
- 3 paquetes de 10-oz. de espinacas congeladas, descongelada
- Alrededor de 2.5 cucharadas de mantequilla (Derretida)
- 1 cucharadita de jugo de limón
- 1 cebolla grande (Picada)
- 3 - 4 dientes de ajo (Picados)

Preparación:

1. Antes que nada, Por favor asegúrate que tienes todos los ingredientes disponibles. Coloca todos los ingredientes excepto la crema y el jugo de limón en la olla de cocción lenta.
2. Revuelve para mezclar bien.
3. Solo una cosa falta por hacer ahora.Cubre y cocina apropiadamente a

fuego lento por alrededor de 3 horas.

4. Agrega la crema espesa y el jugo de limón, revuelve bien, y cocina apropiadamente por unos 30 minutos adicionales. La receta deliciosa esta lista. ¡Disfruta!!

Porciones: de 6 a 7

Fabuloso Pollo Desmenuzado Y Tocino

Ingredientes:

- Alrededor de 2.5 de cucharadas de tomillo seco
- 1 cucharada de sal
- Alrededor de 1.5 cucharadas de orégano seco
- 9 - 10 rebanadas de tocino
- 1 cucharada de romero seco
- 7 - 8 cucharadas de aceite de oliva (5 cucharadas después de cocinar y 3 cucharadas para la olla de cocción lenta)
- 4 - 5 pechugas de pollo

Preparación:

1. Antes que nada, por favor asegúrate que tienes todos los ingredientes disponibles. Ahora por favor coloca todos los ingredientes en la olla de cocción lenta. Mezcla todo.
2. Ahora cubre y cocina apropiadamente por alrededor de 8 horas a fuego lento.

3. Solo una cosa falta por hacer ahora. Cuando este cocida, desmenuza la carne.
4. Finalmente mezcla con 3 cucharadas de aceite de oliva. La receta deliciosa esta lista. ¡Disfruta!!

Tiempo de preparación: 15 minutos
Tiempo de cocción: a fuego lento por 7 horas
Olla de cocción lenta: de 3 cuartos de galón
Tamaño de la porción: 185 g
Porción: 5

Información Nutricional:
Calorías: 540
Grasas totales: 36 g
Grasas saturadas: 5 g
Grasas trans: 0 g
Proteínas: 46 g
Carbohidratos totales: 1.8 g
Fibra dietetica: 1.5 g
Azucares: 0 g
Carbohidratos netos: 2.9 g
Colesterol: 140 mg

Sodio: 183 mg
Potasio: 452 mg
Vitamina A: 3%
Vitamina C: 2%
Calcio: 6%
Hierro: 21%

Las Mejores Verduras A La Parmesana

Con Ajo Y Mostaza

Ingredientes:
- 1 cucharadita de sal
- 3 - 4 tazas de hojas de mostaza
- Alrededor de ½ taza de almendras
- Aceite de oliva extra virgen
- 3 - 4 dientes de ajo (picados)
- Alrededor de ½ taza de queso parmesano

Preparación:
1. Antes que nada, por favor asegúrate que tienes todos los ingredientes disponibles… pica las hojas de mostaza, y agrega la sal, 3 cucharadas de aceite de oliva extra virgen, y la pimienta negra.
2. Ahora coloca las almendras en el procesador de alimentos y corta.
3. Solo una cosa falta por hacer ahora. Coloca las hojas de mostaza en la olla

de cocción lenta y agrega las almendras y el queso parmesano.

4. Finalmente cocina apropiadamente a fuego alto por alrededor de 2 horas. La receta deliciosa esta lista. ¡Disfruta!!

Porciones: 4
Tiempo de preparación: 10 minutos
Tiempo de cocción: 4 horas

Valores Nutricionales por Porción:
Calorías 140
Carbohidratos 4 g
Grasas 12 g
Proteínas 2.8 g
Sodio 720 mg
Azucares 2.2 g

Divertido Caldo De Res

Ingredientes:

- 1 cebollas medianas, peladas y en cuartos
- 1 hoja de Laurel
- 1 zanahoria grande, cortada en segmentos de 1-2 pulgadas
- 3 - 4 libras de huesos de res y algunos huesos de ternera
- 1 tallo de apio, cortado en segmentos de 1 pulgada
- Alrededor de 2 dientes de ajo (sin pelar)
- Manojo de perejil, tallos y hojas
- 8 - 10 granos de pimiento
- 7 - 8 tazas de agua
- Alrededor de 1 libra de carne de guisar (corte de falda o de aguja) cortada en trozos de 2 pulgadas
- Aceite Oliva

Instrucciones:

1. Antes que nada, asegúrate que tienes todos los ingredientes disponibles. Calienta el horno a aproximadamente

370° grados Fahrenheit.

2. Ahora frota un poco de aceite oliva sobre las zanahorias, los trozos de carne para guisar, y cebollas.

3. Coloca la carne para guisar o trozos de res, la zanahoria, el caldo de los huesos, y las cebollas en una sartén grande para rostizar.

4. Este paso es importante. Rostiza en un horno por alrededor de 45 minutos, girando todo a la mitad de la cocción.

5. Luego coloca todo del horno a la olla de cocción lenta con agua y cocina apropiadamente a fuego bajo por alrededor de 5 horas.

6. Luego de cocinar, retira los huesos y vegetales de la olla. Cuela el caldo.

7. Deja enfriar a temperatura ambiente y luego colócalo en el refrigerador.

8. Solo una cosa falta por hacer. La grasa se solidificará una vez que el caldo este frio.

9. Finalmente desecha la grasa (o reúsalo) y vierte el caldo en un frasco y congélalo. La receta esta lista. ¡Disfruta!!

Perfecta Tortilla Francesa De Col Rizada Y

Pimiento Rojo Asado

Ingredientes:

- Alrededorde 2.5 cucharaditas de aceite de oliva
- 1/4 – 1/2 taza de cebolleta en trozos
- 9 - 10 huevos grandes
- 1 taza de queso feta desmenuzado
- Pimienta Negra recién molida al gusto
- 1/4 - 1/2 cucharadita de sal
- 4 - 5 onzas de col rizada
- 5 - 6 onzas de pimientos rojos asados (en dados)

Instrucciones:

1. Antes que nada, por favor asegúrate que tienes todos los ingredientes disponibles. Luego, por favor rocía el fondo de la olla de cocción lenta con aceite en spray para cocinar.

2. Ahora en una cacerola mediana, calienta una cucharadita con aceite de oliva y saltea la col rizada hasta que ese

suave.

3. Agrega la col salteada, los pimientos rojos cortados y la cebollateen la olla de cocción lenta.
4. Este paso es importante. En un tazón para mezclar, bata los huevos, la sal y la pimienta con el aceite de oliva restante.
5. Luego vierte la mezcla en las capas de vegetales.
6. Espolvorea el queso feta desmigajado.
7. Solo una cosa falta por hacer ahora. Ahora cubre y cocina apropiadamente en fuego lento por cerca de 3 horas o hasta que la frittata está bien preparada.
8. Finalmente sirve caliente.

Porciones: 8

Valores Nutricionales

Calorías: 290

Grasas Totales: 24 g

Grasa Saturada: 22 g

Carbohidratos Totales: 1 g

Fibra Dietética: 1 g

Proteína: 39 g

Nostálgica Sopa De Pollo, Anís Estrellado

Y Puerros

Ingredientes:

- 2 - 3 tazas de caldo de pollo
- 2 tazas de apio rebanado
- 1 libra de pollo
- 1 - 2 taza de agua
- 1 zanahoria rebanada
- Alrededor de 4 de anís estrellado
- 1 cabeza de ajo, picado, 1 cucharada. Jengibre picado, 3 hojas de laurel.
- 1/4 cucharadita de pimiento negra
- 1/4 - 1/2 cucharadita de sal
- Alrededor de 1taza de puerros rebanados

Instrucciones:

1. Antes que nada, por favor asegúrate que tienes todos los ingredientes disponibles. Luego coloca todos los ingredientes en la olla de cocción lenta en fuego lento por alrededor de 7

horas. La receta esta lista. ¡Disfruta!!

Porciones: 6

Grandiosa Sopa Taco De Pollo

Ingredientes:
- Alrededor de 1.5 tazas de tomates (picadas)
- 1/4 – 1/2 taza de sazonador para tacos (según receta a continuación)
- 1 pimiento amarillo mediano (picado)
- Alrededor de 2 cucharadas de cilantro (picado)
- 2 libras de pechugas de pollo
- 1 pimiento verde (picado)
- 1 taza de hongos (picado)
- 3 - 4 dientes de ajo (triturado)
- Sal al gusto
- 5 - 6 tazas de caldo de pollo
- 1 cebolla mediana (picada)

Sazonador para tacos:
- 2 cucharaditas de ajo en polvo
- Alrededor de 2.5 cucharadas de comino en polvo
- 1 - 2 cucharadas de pimento rojo en polvo

- 1 cucharadita de pimienta negra
- 1/4 – 1/2 cucharadita de pimienta de cayena
- Alrededor de 1.5 cucharadita de sal
- 2 cucharaditas de cebolla en polvo

Instrucciones:

1. Antes que nada, por favor asegúrate que tienes todos los ingredientes disponibles. Para el sazonador:
2. Mezcla todas las especies
3. Guarda sazonador adicional en un recipiente hermético.
4. Para la sopa:
5. Este paso es importante. Ahora agrega todos los ingredientes a la olla de cocción lenta
6. Cubre y cocina en fuego lento por alrededor de 5 horas
7. Solo una cosa falta por hacer ahora. Luego desmenuza el pollo usando el tenedor.
8. Cocina apropiadamente por una hora adicional más o menos
9. Finalmente sirve caliente

Porciones: de 8 a 9

Valores nutricionales
Calorías: 270
Grasas totales: 4.5 g
Grasas saturadas: 1.3 g
Carbohidratos totales: 6g
Fibra dietética: 2.2 g
Proteína: 33 g

Icónico Guisado De Res Griego (Stifado)

Ingredientes:
- Alrededor de 3.5 dientes de ajo
- 2 - 3 ramitas de romero
- 1/3 – 1/2 taza de vinagre de manzana
- 5 - 6 pimientos completos (Opcional)
- 4 piezas grandes de ternera o res osso bucco
- 5 clavos de olor enteros
- ½ cucharadita de nuez moscada molida
- Alrededor de 1 taza de aceite oliva o aceite de aguacate
- 1 cucharadita de sal
- ¼ cucharadita de pimienta negra
- 3 - 4 chalotas o cebollines enteros, pelados
- 3 hojas de laurel

Instrucciones:
1. Antes que nada, asegúrate que tienes todos los ingredientes disponibles. Ahora coloca todos los ingredientes en la olla de cocción lenta y cocina apropiadamente en fuego lento por

alrededor de 8 horas. La receta esta lista. ¡Disfruta!!

Porciones: de 6 a 7

Titánico Cerdo A La Barbacoa En Olla De

Cocción Lenta

Ingredientes:
- 1 taza de caldo de res y cerdo
- 4 - 4 ½ libras de lomo de cerdo, deshuesado
- 2 - 3 hojas de laurel
- 11/a tazas de salsa barbacoa Ceto (receta a continuación)
- 1 cebolla blanca grande, picada
- 2 - 3 dientes de ajo, cortados

Para sazonar:
- 1 cucharadita de paprika
- Alrededor de 1.5 cucharaditas de polvo de cebolla
- 1 cucharadita de paprika ahumada o pimentón
- 1 cucharadita de sal
- Alrededor de 1 - 1.5 cucharaditas de polvo de ajo
- ½ - 1 cucharadita de pimienta negra

<u>Para la salsa barbacoa:</u>

- 1 cucharadita de salsa worcestershireo salsa inglesa
- ½ taza de cátsup o kétchup sin azúcar
- 1/2 - 1 cucharadita de chile en polvo
- 1/2 – 3/4 cucharadita de comino
- Alrededor de 1.5 cucharadita de humo liquidó
- 1/4 – 1/2 cucharadita de pimienta de cayena
- 1 cucharada de salsa picante
- ½ - 1 cucharadita de sal
- Alrededor de 1.5 cucharada mostaza

Instrucciones:

1. Antes que nada, por favor asegúrate que tienes todos los ingredientes disponibles. Por favor precalienta la olla de cocción lenta en fuego alto.

2. Salsa barbacoa:
3. Ahora mezcla todos los ingredientes de la salsa en un recipiente y aparta.

4. Sazonador:

5. En otro recipiente, mezcla todas las especies juntas hasta que estén bien combinadas.

6. Cerdo:

7. Ahora con un cuchillo afilado, haz unos finos cortes en la piel del cerdo hacer los cortes de una pulgada.

8. Este paso es importante. Frota la mezcla de las especies en el cerdo.

9. Luego coloca el ajo en rodajas, las cebollas, y las hojas de laurel en una olla de cocción lenta precalentada.

10. Coloca el cerdo encima de la cebolla, vierte el caldo y la salsa barbacoa, cubre y cocina apropiadamente por alrededor de 4 a 5 horas en fuego lento.

11. Ahora una vez cocinado y enfriado, retira el cerdo de la salsa.

12. Licua la salsa en la licuadora hasta que esté bien combinada.

13. Solo una cosa falta por hacer ahora. Ahora regresa el cerdo y la salsa a la olla de cocción lenta y cocina apropiadamente por alrededor de 30

minutos.

14.Finalmente sirve caliente.

Porciones: de 8 a 9

Valores Nutricionales
Calorías 490
Grasas totales 35 g
Grasas saturadas 12 g
Carbohidratos totales 5 g
Fibra dietética 1.25 g
Proteínas 35 g

Impresionante Carne A La Borgoña

Ingredientes:

- ¼ taza de harina de almendra
- 1 - 2 dientes de ajo (triturado)
- 3 - 4 libras de carne magra cortada en cubos
- 1 cebolla pequeña (cortada)
- Alrededor de 1.5 cucharaditas de pimienta negra
- 1 libra de hongos (cortados)
- 1/3 – 1/2 taza de aceite de coco
- Alrededor de 1.5 cucharaditas de tomillo

Instrucciones:

1. Antes que nada, por favor asegúrate que tienes todos los ingredientes disponibles. Ahora marina la carne en aceite, tomillo y pimienta por algunas horas a temperatura ambiente o por 6 a 7 horas en la refrigeradora.

2. Solo una cosa falta por hacer ahora. Luego agrega la carne con la marinada y todos los otros ingredientes en la olla

de cocción lenta.

3. Finalmente cocina apropiadamente en fuego lento por alrededor de 7 a 8 horas. La receta esta lista. ¡Disfruta!!

Porciones: de 8 a 9

La Mejor Pasta De Curry

Ingredientes:

- Aproximadamente 1.5 cucharaditas de cúrcuma molida

- 1 - 2 vainas de cardamomo

- 2 trozos (2 pulgadas) de canela en rama (trituradas)

- 2 cebollas (picadas)

- Aproximadamente 1.5 cucharaditas de comino molido

- 1 cucharadita cilantro molido

- 5 - 6 clavos de olor enteros

- 1 cucharadita pimienta de cayena

- 1 cucharadita sal

- 2 dientes de ajo (picado)

- 1 - 2 cucharaditas de raíz de jengibre

fresco, finamente picado

Preparación:

1. Antes que nada, asegúrate de tener todos los ingredientes disponibles. Calienta el aceite en una sartén a fuego medio y fríe las cebollas hasta que estén transparentes.

2. Ahora agrega el ajo, la canela, el cilantro, el comino, el jengibre, el clavo, la sal, la pimienta de cayena y la cúrcuma.

3. Una cosa queda por hacer ahora... Cocina bien durante 2 a 4 minutos aproximadamente a fuego medio, revolviendo constantemente.

4. Finalmente, en este punto, los otros ingredientes del curry deben ser

añadidos o dejarlos cocinar adecuadamente y congelar. La receta está lista. ¡¡¡A disfrutar!!!

Rico Desayuno De Lasaña

Ingredientes:

- 1 taza de queso feta

- 1 taza de queso ricotta

- 5 - 6 huevos grandes

- 1/2 - 1 cucharadita de sal

- 1 cebolla pequeña

- 2 dientes de ajo (triturados)

- 1 taza de salsa marinara sin azúcares añadidos

- 2 berenjenas medianas

- Aproximadamente 1,5 taza de queso mozzarella

- 1 - 2 tazas de espinaca fresca

- Aproximadamente 2,5 cucharadas de

aceite de oliva

- 8 - 10 onzas de carne molida
- 1 calabacín (zucchini) grande

Preparación:

1. Antes que nada, asegúrate de tener todos los ingredientes disponibles. En una sartén, dora la carne molida con la cebolla y el ajo.

2. Ahora agrega la salsa marinara y la sal y reserva.

3. Pela el calabacín y la berenjena y corta en rodajas delgadas de 1/2 pulgada.

4. En un tazón pequeño, bate los huevos.

5. Este paso es importante... Engrasa la olla con aceite.

6. Luego coloca el calabacín, la berenjena y la espinaca en el fondo de la olla de

cocción.

7. Coloca una capa de salsa de carne en las verduras.

8. Ahora espolvorea un poco de queso mozzarella, queso feta y queso ricotta.

9. Repite con la capa de verduras, la salsa de queso y carne y los huevos batidos.

10. Termina con algo más de queso.

11. Una cosa queda por hacer ahora… Cubre y cocina adecuadamente a baja temperatura durante aproximadamente 4 horas.

12. Finalmente sirve caliente.

Rinde: 8 a 9 porciones

Valores nutricionales:

Calorías: 530

Grasa total: 40g

Grasa saturada: 19g

Carbohidratos totales: 13g

Fibra dietética: 5g

Proteína: 30g

Legendario Puerco con Col Rizada

Ingredientes:

- Aproximadamente 1,5 cebollas, finamente picadas

- 3 - 4 tazas de caldo de pollo

- 2 dientes de ajo (picados)

- Aproximadamente 1.5 cucharadas de aceite de coco

- 2 cucharaditas de paprika

- 1/4 – 1/2 de cucharadita pimiento rojo triturado (opcional)

- 1 manojo de col rizada (picada)

- 1 libra de lomo de cerdo, cortado en trozos de 1 pulgada

- 1/2 - 3/4 cucharaditas sal

Preparación:

1. Antes que nada, asegúrate de tener todos los ingredientes disponibles. Ahora, por favor, coloca todos los ingredientes en la olla de cocción lenta y cocina bien a baja temperatura durante aproximadamente 3 horas. La receta está lista. ¡¡Disfrutar!!

Rinde: 4 porciones

Deliciosa Sopa De Langosta Baja En

Carbohidratos

Ingredientes:

- 1 cucharaditas de ajo (picada)

- 1 - 2 cucharaditas de salsa Worcestershire (o simplemente salsa inglesa)

- 1 taza de vino blanco seco (sólo para el mantenimiento del peso; evita la pérdida de peso)

- 1 ½ tazas de crema espesa

- 1/4 – 1/2 taza de pasta de tomate

- Aproximadamente 1.5 cucharaditas de sal de apio

- 3 - 4 colas de langosta, congeladas en

conchas

- 1/2 cucharadita de pimienta de cayena molida

- 1 cucharadita de tomillo seco

- 1/4 cucharadita de pimienta negra molida

- 1/2 cucharadita de pimentón

- 1/4 – 1/2 de taza de mantequilla

- Aproximadamente 2,5 cucharadas de aceite de oliva

- 2 tazas de caldo de langosta o caldo de pollo

- 1/2 - 3/4 taza de cebolla (picada)

Preparación:

1. En primer lugar, asegúrate de tener todos los ingredientes disponibles. Con un cuchillo afilado, corta la

parte del ventilador al final de las colas de langosta y agrega el resto a la olla de cocción.

2. Ahora agrega los ingredientes restantes, excepto la crema y la mantequilla, a la olla y cocínalos adecuadamente durante 6 horasaproximadamente a temperatura alta.

3. Retira la langosta y colócala en una bandeja para hornear limpia.

4. Este paso es importante... Limpia las colas de langosta y reserva la carne.

5. Luego licúa la sopa en la licuadora hasta que esté suave.

6. Agrega la sopa de nuevo en la olla de cocción junto con la carne de langosta y las conchas.

7. Ahora cubre y cocina adecuadamente durante 45 minutos aproximadamente, hasta que las cáscaras estén rojas y la carne esté bien cocida.

8. Agrega la crema y la mantequilla a la sopa.

9. Una cosa queda por hacer ahora... Retira la langosta, reservando el líquido; continúa cocinando a lento por otros 10 minutos.

10. Finalmente sirve y disfruta.

Porciones: 10 porciones

Valores nutricionales:

Calorías: 392

Grasa total: 28g

Grasa saturada: 10g

Total de carbohidratos: 2.5g

Fibra dietética: 0.4g

Proteína: 22g

Carne De Res De Crianza, Chirivía, Estofado De Apio

Ingredientes:

- 1 zanahoria picada
- Aproximadamente 1.5 taza de apio
- 3 - 4 tazas de caldo de carne
- 1 manojo de perejil picado
- 1 cebolla pequeña picada
- Sal
- Pimienta negra
- 1 bouquet garni (tomillo, perejil y laurel, aunque se pueden agregar albahaca, perifollo, romero, incluyendo también verduras aromáticas como zanahoria o apio)

- Aproximadamente 2.5 cucharadas de aceite de coco

- 2 libras de carne de res en cubos

- 1 ramita de tomillo seco

- 1 chirivía pequeña picada (Opcional. También puede reemplazarse por zanahoria o apio de campo)

Preparación:

1. Antes que nada, asegúrate de tener todos los ingredientes disponibles. Por favor, coloca todos los ingredientes en la olla de cocción lenta y cocínalos adecuadamente a baja temperatura durante aproximadamente 7 horas aproximadamente.

Rinde: de 8 a 9 porciones

Loca Pierna De Cordero Con Ejotes

Ingredientes:

- Aproximadamente 1 cucharadita de pimienta negra recién molida

- 2 cucharadas de aceite de oliva

- 2 libras de pierna de cordero

- Aproximadamente 1/2 taza de menta recién picada

- 1/4 - 1/2 cucharadita de sal

- 5 - 6 tazas de ejotes (recortados)

- 3 - 4 dientes de ajo (triturados)

Preparación:

1. Antes que nada, asegúrate de tener todos los ingredientes disponibles. Pre calienta la olla y el aceite.

2. Ahora sazona el cordero con sal y pimienta.

3. Coloca el cordero en la olla y fría hasta que esté dorado uniformemente.

4. Este paso es importante... Agrega el ajo y las hojas de menta.

5. Luego tapa y cocine adecuadamente por alrededor de 3 a 4 horas.

6. Transfiere el cordero a un plato.

7. Una cosa queda por hacer ahora... Coloca los ejotes en el fondo de la olla de cocción y coloque el cordero sobre ellas.

8. Finalmente, cocina bien por otras 2 horas, hasta que la carne esté suave y jugosa y los frijoles estén crujientes y tiernos. La receta está lista. ¡¡¡A

disfrutar!!!

Rinde: 4 a 5 porciones

Valores nutricionales

Calorías: 520

Grasa total: 35g

Grasa saturada: 18.5g

Carbohidratos totales: 6g

Fibra dietética: 4g

Proteína: 35g

Encantador Pollo Italiano

Ingredientes:

- Aproximadamente 1/4 de cucharadita de pimienta

- 1/2 – 3/4 taza de caldo de pollo

- 1 pollo sin piel, cortado en pedazos

- 1 taza de champiñones rebanados

- Aproximadamente 1 cucharadita depaprika

- Perejil para adornar

- Pimienta negra

- 1 zucchini o calabacín, rebanado en pedazos medianos

- 1/4 – 1/2 taza de harina de almendra

- 1 cucharadita sal

1. Antes que nada, asegúrate de tener todos los ingredientes disponibles. Sazona el pollo con 1 cucharadita de sal.

2. Ahora combina la harina, la sal restante, la pimienta y la paprika.

3. Cubre las piezas de pollo con esta mezcla.

4. Coloca el calabacín primero en la olla de cocción lenta.

5. Este paso es importante... Vierte el caldo sobre el calabacín.

6. Coloca el pollo en la parte superior.

7. Cubre y cocina adecuadamente a baja temperatura durante aproximadamente 6 a 8 horas o hasta que estén tiernos.

8. Una cosa queda por hacer ahora... Pon

la temperatura en alto, agrega los champiñones, cubre y cocina bien a altura durante 10 minutos adicionales.

9. Finalmente adornar con perejil y pimienta negra. La receta está lista.

Avgolemono– Sopa Griega De Pollo Al

Limón

Ingredientes:

- Manojo deeneldo fresco (troceado)
- 3 - 4 tazas de caldo de pollo
- 3 cucharadas de jugo de limón
- Pollo rostizado en trozos (opcional)
- Sal y pimienta
- Alrededor de 3 huevos

Instrucciones:

1. Antes que nada, asegúrate por favor de tener todos los ingredientes a mano.Bate el jugo de limón y los huevos hasta que la mezcla quede suave.
2. Ahora agregaalrededor de 1 taza de caldo caliente a la mezcla de huevo y jugo de limón. Bate hasta combinar.
3. Finalmentepon todos los ingredientes enla olla de cocción lenta y cocina apropiadamenteen ajuste bajode 4 horas. La emblemática receta está lista.

¡¡Disfruta!!

Porciones: 4

Sopa De Apio Confiable

Ingredientes:

- 2 cebollas medianas
- 1 - 2 tazas crema espesa
- 1 tazas raíz de apio
- Alrededor de 3.5 cucharadas de mantequilla sin sal
- 1/2 cucharaditade pimienta negra
- Alrededor de 1.5 cucharaditade sal
- 4 - 5 tallos de apio medianos
- 1 taza de caldo de pollo

Instrucciones:

1. Antes que nada, asegúrate por favor de tener todos los ingredientes a mano.Coloca todos los ingredientes en la olla de cocción.
2. Ahora cocina apropiadamenteen ajuste bajo de 5 a 6 horas.
3. Solo queda una cosa por hacer ahora.Una vez cocinado, enfría la sopa completamente y licúala hasta que quede suave y cremosa.
4. Finalmentesírvela caliente.

Porciones: 12

Valores Nutricionales por Porción:
Calorías: 280
Grasa Total: 26 g
Grasa Saturada: 24 g
Carbohidratos Totales: 10 g
Proteína: 25 g

El Mejor Pollo Cazador

Ingredientes:
- 1 cebolla pequeña en rodajas
- 1 cucharadita detomillo seco
- 1 pimiento morrón verde o rojo
- 2 dientes de ajo picados
- 3 - 4 libras de muslos de pollo, con piel
- 1 tomate pelado y en trozos
- 1/2 - 1 cucharadita depimienta negra
- Alrededor de 1.5 cucharadita de orégano seco
- 7 - 8 onzasde champiñones en rodajas
- 1 ramita de romero fresco
- 1 cucharadas de perejil fresco
- 1 cucharadita de paprika
- Alrededor de 2.5 cucharadas deaceite de oliva extra virgen o aceite de aguacate
- Sal

Instrucciones:
1. Antes que nada, asegúrate por favor de tener todos los ingredientes a

mano.Por favorpon todos los ingredientes enla olla de coccióny cocina apropiadamenteen ajuste bajo de 4 horas. La emblemática receta está lista. ¡¡Disfruta!!

Porciones: 8

Fantasticobarramundi Con Tomatey

Aceitunas

Ingredientes:

- Alrededor de 1.5 cucharadade jugo de limón
- 1/2 cucharada demostaza seca
- 2 - 3 libras de filetes de barramundi[1]
- 1/4 cucharaditade orégano
- 1/2 cucharaditade sal
- 1/4 - 1/2 taza de caldo de pollo
- 5 - 6 cucharadas de mantequilla

Salsa de Tomatey Aceitunas

- Alrededor de 2 cucharadas de jugo de limón
- 1 cucharadaperejil fresco, en trozos finos
- 1 taza de tomates cherry, en trozos finos
- 1 cucharadade zumo de limón

.

- 1 cucharadade alcaparras, enjuagadas y escurridas
- 1 cucharadade aceite de oliva
- Sal y pimienta negraal gusto
- 1/4 taza de aceitunas negras, en trozos finos
- 1/4 – 1/2 taza de aceitunas verdes, en trozos finos

Instrucciones:

1. Antes que nada, asegúrate por favor de tener todos los ingredientes a mano.Colocala mantequilla, orégano, caldo de pollo, mostaza, jugo de limóny la sal en la olla de cocciónycocina de 35 minutos.
2. Ahora coloca el pescado sobre la mezcla.
3. Cubrey cocina apropiadamentede 2 horasen ajuste bajo.
4. Este paso es importante.Mientras tanto, revuelve las aceitunas y los tomates con los otros ingredientes.
5. Después sazona con algo de sal y pimienta. Reserva.
6. Una vez que el pescado está bien

cocinado, transfiérelo a un plato de servicio.

7. Solo queda una cosa por hacer ahora.Ahora vierte la salsa de tomate y aceitunassobre los filetes.

8. Finalmente sirve caliente.

Porciones: 6 a 7

¡¡Lujo en su propia clase!!

Valores Nutricionales por Porción:
Calorías: 424
Grasa Total: 23 g
Grasa Saturada: 15.5 g
Carbohidratos Totales: 3 g
Fibra Dietética: 1.4 g
Proteína: 43g

Estofado De Pato Definitivo

Ingredientes:

- Alrededor de 1 de zanahoria en trozos
- 1 taza de hongos shiitake en rodajas
- 1 taza de apio en trozos
- 1 cebolla pequeñaen trozos
- Alrededor de 2.5 Cucharadas de. aceite de oliva
- 1 - 2 dientes de ajo (en trozos)
- 2 tazas de caldo de pollo
- 1/4 - 1/2 taza de cilantro
- 2 librasde carne de pato (en trozos de 1 a 1.5 cms de ancho)
- 1/4 - 1/2 libra de hígado de pato (en rebanadas)

Instrucciones:

1. Antes que nada, asegúrate por favor de tener todos los ingredientes a mano.Ahorapon todos los ingredientes enla olla de cocciónycocina apropiadamenteen ajuste bajo de 3 horas.

Porciones: 8

Ricas Carnitas A La Olla

Ingredientes:

- 1 cebolla mediana, en trozos finos
- Jugo y zumo de 2 limones grandes
- 4 - 5 libras dehombre de cerdo (trasero), sin hueso
- 2 jalapeños grandes
- 3 - 4 dientes de ajo (molidos)
- 2 cucharadas de aceite de oliva
- 1 -2 tazas de caldo de res
- Alrededor de 1/2 taza de mantequilla

Para untar:
- Alrededor de 1 cucharadade orégano seco
- 1 cucharadade aceite de oliva
- 1 cucharaditade sal
- Alrededor de 1.5 cucharadita depimienta negra
- 1 cucharadade comino

Instrucciones:

1. Antes que nada, asegúrate por favor de tener todos los ingredientes a mano.Precalienta la olla a nivel alto.
2. Ahora unta el cerdo con la mezcla preparada.
3. Caliente lamantequillaen la olla de cocción; agrega los trozosde cebollayajo, ycocina apropiadamentehasta lograr un dorado intenso.
4. Después agrega el caldo, los jalapeños, yel zumo y el jugo.
5. Este paso es importante.Pon el cerdo en la olla.
6. Cubreycocina apropiadamentede 5 horas.
7. Una vez que el cerdo está bien cocinando, transfierela salsa a un tazón pequeño.
8. Desmenuza la carne con dos tenedores.
9. Solo queda una cosa por hacer ahora.Calienta rapidamente el aceite de olivaen una sartén antiadherente con el nivel de temperatura entre medio y alto.
10. Finalmentevierte la salsa de cerdo y la

carne desmenuzada en la sartén y cocina apropiadamentehasta que esté crujiente y dorada. La emblemática receta está lista. ¡¡Disfruta!!

Porciones: 7

Valores Nutricionales por Porción:
Calorías: 343
Grasa Total: 25 g
Grasa Saturada: 13 g
Carbohidratos Totales: 2.8 g
Fibra Dietética: 0.4 g
Proteína: 22 g

Sirloin Al Jengibre Con Brocoli Legendario

Ingredientes:

- Alrededor de 1.5 cucharadas dejengibrerallado
- 1 cucharadita de pimienta negra
- 1/2 – 1 cucharadita de tomillo
- 1 librade filete corte sirloin
- Alrededor de 1.5 cucharadita de sal
- Aceite de oliva extra virgen
- 2 - 3 tazas de ramitas de broccoli (congeladas, ok)
- 1 taza de caldo de res bajo en sodio

Instrucciones:

1. Antes que nada, asegúrate por favor de tener todos los ingredientes a mano.Corta el filete en tiras de 1.5 cms de ancho.
2. Ahorapon 4 cucharadas deaceite de oliva extra virgenen una sartén, agrega el filete, ydora un minutocada lado.
3. Este paso es importante.Coloca el filete, las ramitas de brócoli, junto con el caldo de res, el jengibre, yla salsa de

soyaen la olla de cocción.

4. Solo queda una cosa por hacer.Cocina apropiadamenteen nivel medio-altode 4 horas.

5. Finalmente,disfrútalo solo ocon arroz coliflor. La emblemática receta está lista. ¡¡Disfruta!!

Porciones: 4
Tiempo de preparación: 15 minutos
Tiempo de cocinado: 4 horas

Valores Nutricionales por Porción:
Calorías: 270
Carbohidratos: 2.5 g
Grasa: 12 g
Proteína: 32 g
Sodio: 700 mg
Azúcar: 0 g